SITZUNGSBERICHTE DER SÄCHSISCHEN AKADEMIE
DER WISSENSCHAFTEN ZU LEIPZIG

Mathematisch-naturwissenschaftliche Klasse
Band 105 · Heft 6

WALTER BREDNOW

CHRISTOPH WILHELM HUFELAND, ARZT UND ERZIEHER IM LICHTE DER AUFKLÄRUNG

AKADEMIE-VERLAG · BERLIN
1964

BERICHTE ÜBER DIE VERHANDLUNGEN DER SÄCHSISCHEN AKADEMIE DER WISSENSCHAFTEN ZU LEIPZIG (Ab Band 105 SITZUNGSBERICHTE DER SÄCHSISCHEN AKADEMIE DER WISSENSCHAFTEN ZU LEIPZIG)

MATHEMATISCH-NATURWISSENSCHAFTLICHE KLASSE

Band 97

Heft 1 Prof. Dr. ERICH STRACK, Beobachtungen über den endogenen Anteil des Kot-Stickstoffs 24 Seiten – 8° – 1949 – DM 2,50 *(vergriffen)*

Heft 2 Prof. Dr. ERNST HÖLDER, Über die Variationsprinzipe der Mechanik der Kontinua 13 Seiten – 8° – 1950 – DM 2,75 *(vergriffen)*

Heft 3 Dr. H. GERSTNER / Dr. H. BAARK / Dr. H. GRAUL, Der Wechselstromwiderstand der Froschhaut 25 Seiten – 8° – 1950 – DM 2,75 *(vergriffen)*

Heft 4 Prof. Dr. HERBERT BECKERT, Existenz- und Eindeutigkeitsbeweise für das Differenzenverfahren zur Lösung des Anfangswertproblems, des gemischten Anfangs-Randwert- und des charakteristischen Problems einer hyperbolischen Differentialgleichung zweiter Ordnung mit zwei unabhängigen Variablen. 42 Seiten – 8° – 1950 – DM 9,–

Heft 5 Prof. Dr. HERBERT BECKERT, Über quasilineare hyperbolische Systeme partieller Differentialgleichungen erster Ordnung mit zwei unabhängigen Variablen. Das Anfangswertproblem, die gemischte Anfangs-Randwertaufgabe, das charakteristische Problem 68 Seiten – 8° – 1950 – DM 14,50 *(vergriffen)*

Heft 6 Prof. Dr.-Ing. ENNO HEIDEBROEK, Das Verhalten von zähen Flüssigkeiten, insbesondere Schmierflüssigkeiten, in engen Spalten Nachdruck – 40 Seiten – 24 Abbildungen – 8° – 1952 – DM 5,80 *(vergriffen)*

Heft 7 Prof. Dr. HANS SCHUBERT, Über eine lineare Integrodifferentialgleichung mit Zusatzkern 52 Seiten – 8° – 1950 – DM 9,25 *(vergriffen)*

Heft 8 Dipl.-Phys. HERMAR KRUPP, Bestimmung der allgemeinen Lösung der Schrödinger-Gleichung für Coulomb-Potential 28 Seiten – 8° – 1950 – DM 5,50 *(vergriffen)*

Band 98

Heft 1 Prof. Dr. WALTER SCHNEE, Über magische Quadrate und lineare Gitterpunktprobleme 48 Seiten – 8° – 1951 – DM 4,65 *(vergriffen)*

Heft 2 Prof. Dr.-Ing. ENNO HEIDEBROEK, Über die Beziehungen zwischen Schmierung und Verschleiß bei geschmierter Gleitreibung Nachdruck – 36 Seiten – 5 Abbildungen – 8° – 1954 – DM 2,75

Heft 3 Prof. Dr.-Ing. e. h. KARL KEGEL, Der Salzstock Mirowo bei Provadia in Bulgarien 26 Seiten – 9 Abbildungen – 8° – 1951 – DM 3,– *(vergriffen)*

Heft 4 Prof. Dr. HERBERT BECKERT / Prof. Dr. HANS SALIÉ, Bemerkungen über die Verbiegung hyperbolisch gekrümmter Flächenstücke. Über Abels Verallgemeinerung der binomischen Formel. 22 Seiten – 2 Abbildungen – 8° – 1951 – DM 2,25 *(vergriffen)*

Heft 5 Prof. Dr. ERICH STRACK, Die Dauerinfusion als Verfahren zur Erforschung des Kohlenhydratstoffwechsels des Tierkörpers 20 Seiten – 8° – 1952 – DM 2,– *(vergriffen)*

Band 99

Heft 1 Prof. Dr. HEINRICH BRANDT, Über das quadratische Reziprozitätsgesetz 18 Seiten – 8° – 1951 – DM 1,90 *(vergriffen)*

Heft 2 Prof. Dr. GEORG SPACKELER, Der Gebirgsdruck und seine Beherrschung durch den Bergmann 36 Seiten – 12 Abbildungen – 8° – 1951 – DM 1,65 *(vergriffen)*

Heft 3 Prof. Dr. ERNST DIEPSCHLAG, Die Anwendbarkeit der Regelungstechnik in der Hüttenindustrie 38 Seiten – 12 Abbildungen – 8° – 1952 – DM 3,90

Heft 4 Prof. Dr. ALBERT FROMME, Die Bedeutung der Entwicklungsgeschichte, besonders des Mesenchyms für die Klinik 24 Seiten – 8° – 1952 – DM 1,75 *(vergriffen)*

Heft 5 Dr. ROBERT BÖKER, Die Entstehung der Sternsphäre Arats 68 Seiten – 4 Abbildungen – 2 Falttafeln – 3 Tabellen – 8° – 1952 – DM 5,60

SITZUNGSBERICHTE DER SÄCHSISCHEN AKADEMIE
DER WISSENSCHAFTEN ZU LEIPZIG

Mathematisch-naturwissenschaftliche Klasse
Band 105 · Heft 6

WALTER BREDNOW

CHRISTOPH WILHELM HUFELAND, ARZT UND ERZIEHER IM LICHTE DER AUFKLÄRUNG

AKADEMIE-VERLAG · BERLIN
1964

Vorgetragen in der Sitzung vom 15. Oktober 1962
Manuskript eingereicht am 9. Februar 1963
Druckfertig erklärt am 30. September 1963

Erschienen im Akademie-Verlag GmbH, Berlin W 8, Leipziger Straße 3—4

Lizenznummer: 202 · 100/406/64
Gesamtherstellung: VEB Druckerei „Thomas Müntzer" Bad Langensalza
Bestellnummer: 2027/105/6 • ES 17 A • Preis: DM 1,65

Wenn die Darstellung eines Menschen vergangener Jahrhunderte nicht im Sinne einer Festrede geschehen soll — etwa mit dem Zweck rückhaltloser Glorifizierung —, so ist es nützlich, sich des Rates eines Großen zu bedienen, der zu klaren und überzeugenden Einsichten bei einem solchen Beginnen gekommen ist. Als *Goethe* sich 1828 nach dem Tode Karl Augusts auf der Dornburg aufhielt, beschäftigte er sich unter anderem auch mit dem Lebenswerk des Professors der Mathematik und Physik *Jungius,* der im 17. Jahrhundert in Gießen lehrte und sich auch mit der Tonkunst beschäftigt hatte. Einzelfragen auf dem Gebiete der Tonkunst veranlaßten *Goethe,* sich um Rat an seinen Freund *Zelter* zu wenden; in einem solchen Brief [1] vom 9. August 1828 findet sich ein Grundsatz, der auch heute Allgemeingültigkeit behalten sollte in der Darstellung eines Menschen vergangener Jahrhunderte. *Goethe* schreibt:

> „Wenn man sich nur halbwege den Begriff von einem Menschen machen will, so muß man vor allen Dingen sein Zeitalter studiren, wobey man ihn ganz ignoriren könnte, sodann aber, zu ihm zurückkehrend, in seiner Unterhaltung die beste Zufriedenheit fände."

Von einer solchen Anweisung ausgehend, schien es mir wichtig, *Chr. W. Hufeland,* dessen wir in dem Jahr seines 200. Geburtstages gedenken, von seinem Zeitalter her, d. h. im Lichte der Aufklärung, zu betrachten. Den langsamen, schrittweisen Entwicklungsgang geistesgeschichtlicher Vorgänge außer acht lassend, setzen wir überkommenermaßen den Beginn der Aufklärung mit *John Lockes* [2] „Essai concerning human understanding" mit dem Jahre 1690 an, eine Arbeit, die in ihrer Entstehung in den Zeitraum von fast 20 Jahren zurückdatiert werden darf. Der bescheidene Titel des Werkes deutet die bescheidene Grundhaltung dieses Mannes an, der den Versuch macht, in dem Übermaß von dogmatischen und spekulativen Lehrmeinungen einen Bereich abzugrenzen, eine Insel festen Bodens gleichsam zu schaffen, um Leistungen und Grenzen des menschlichen Verstandes zu ermitteln und diese Verstandeskräfte kritisch und vernünftig anzuwenden. Die Erkenntnis geht von der Erfahrung aus, und für sie ist die Wahrnehmung das Ausgangsmaterial. Im Vorwort zu seinem Essay braucht *Locke* ein klares und für seine Absicht charakteristisches Bild:

> „Es ist von großem Nutzen für einen Schiffer, die Länge seiner Schnur zu kennen, obgleich er damit nicht alle Tiefen des Ozeans ausloten kann. Es genügt ihm, zu wissen, daß die Schnur lang genug ist, den Meeresgrund an allen Stellen zu ermessen, die für seinen sicheren Kurs wichtig sind, und ihn sichert gegen Untiefen, die ihn stranden machen könnten. Unsere Sache in dieser Welt ist es nicht, alles zu kennen, sondern die Dinge, die unsere Lebensführung angehen."

Es genügt, so meint er, den Schöpfer zu erkennen durch die Kenntnis, die wir von seinen Geschöpfen erhalten können; über unsere Pflichten haben w i r uns zu unterrichten, und für unsere materiellen Bedürfnisse haben wir vorzusorgen.

Kant [3] hat fast 100 Jahre später in seinem Aufsatz: „Was ist Aufklärung?" die Frage beantwortet; er definiert sie mit den folgenden Sätzen:

> „Aufklärung ist der Ausgang des Menschen aus seiner selbstverschuldeten Unmündigkeit. Unmündigkeit ist das Unvermögen, sich seines Verstandes ohne Leitung eines anderen zu bedienen. Selbstverschuldet ist diese Unmündigkeit, wenn die Ursache derselben nicht am Mangel des Verstandes, sondern der Entschließung und des Muthes liegt, sich seiner ohne Leitung eines anderen zu bedienen. Sapere aude! Habe Muth, dich deines e i g e n e n Verstandes zu bedienen! ist also der Wahlspruch der Aufklärung."

Ein ungeheurer Schwung zur Neuorientierung auf allen Gebieten des Wissens und Lebens überhaupt beflügelte die Menschen; auf geisteswissenschaftlichem und vor allem auf naturwissenschaftlichem Gebiet wurden neue Erkenntnisse erarbeitet, und die Gründung der Georgia Augusta in Göttingen im Jahre 1737 mag als Beispiel dafür gelten, wie hier von der englischen Aufklärung her — bei der Personalunion Englands und Hannovers — eine Universität mit ganz neuen Ansätzen und Zielen geschaffen wurde [4, 5, 6].

In ein solches Zeitalter wurde *Chr. W. Hufeland* am 12. 8. 1762 in Langensalza in Thüringen geboren. Sein Vater war dort Arzt und siedelte 1765 als herzoglicher Leibmedicus nach Weimar über. Das Elternhaus am Markt steht nicht mehr, in dem der Knabe seine Jugend verlebte. Seine Erziehung stand ganz im Zeichen altväterlicher Strenge, geleitet von christlichen Moralvorstellungen lutherischen Bibelglaubens. Den eigentlichen Schulunterricht verdankt er dem „braven Restel", einem Hauslehrer theologisch-pädagogischer Herkunft, der die alten Sprachen und die Bibel zum Hauptgegenstand des täglichen Unterrichts machte. *Hufeland* hat noch im Alter in Dankbarkeit der strengen Zucht und Disziplinierung durch den Lehrer gedacht, denn nur so, schreibt er in seiner Selbstbiographie [7], habe er gegen seine negativen anlagebedingten Wesenszüge angehen können. Daß in einem solchen Zeitalter lebhafter Neuorientierung auf vielen Gebieten Fragen der Pädagogik, der neuen pädagogischen Grundsätze, im Elternhaus erwogen und sehr ernsthaft erörtert wurden, ist fast selbstverständlich. Da war die Frage zu beantworten, ob es nicht ratsam sei, den Knaben in dem 1774 neu gegründeten „Philanthropinum" *Basedows* in Dessau erziehen zu lassen, eben nach den modernen Grundsätzen der Aufklärung. *Basedow* war 1774 für einige Tage in Weimar, und auch bei Hufelands Vater zu Besuch, um für sein Erziehungsinstitut zu werben. Aber in Weimar war weder bei Hofe noch in den gebildeten Kreisen große Neigung für Basedows Werk vorhanden, nur *Wieland* sympathisierte mit ihm. Der Vater aber hielt es für besser, den Knaben in der bewährten Zucht des Hauslehrers zu belassen. Und daran änderte sich erst recht nichts, als im folgenden Jahre mit *Goethes* Einzug in Weimar die genialische Atmosphäre von Sturm und Drang gefährlich zu werden drohte. Wenn *Hufeland* als alter Mann in seiner Selbstbiographie rückblickend die Pädagogen *Basedow*, *Salzmann* und *Campe* ablehnte, so scheint er dabei wohl lediglich die strenge Zucht im Auge gehabt zu haben, die er selbst erfahren und für so wichtig erachtet hat, die er aber bei den modernen Pädagogen nicht voraussetzte; seine Ablehnung der Jugenderziehung durch die genannten Pädagogen spricht in keiner Weise gegen seine Hochschätzung der Prinzipien der Aufklärung im ganzen, der er sein Leben hindurch in seiner Arbeit als Arzt und Erzieher ergeben war. Als 18jähriger begann er in Jena Medizin zu studieren, aber Jena war damals ein unsolides Pflaster für den Studenten, und *Hufeland* berichtet, in Jena eigentlich nur Anatomie gelernt zu haben bei *Loder*, dem aus Göttingen berufenen Professor, der *Goethe* später als Lehrer der Anatomie und als Freund bis in seine letzten Lebensjahre verbunden war. Es mag sein, daß *Loder* selbst ihm den Rat gegeben hat, nach Göttingen zu gehen, weil er dort mehr lernen könne, denn *Loder* konnte ja aus eigener Erfahrung die medizinischen Unterrichtsverhältnisse in Jena mit denen in Göttingen vergleichen.

Göttingen verfügte damals in der Tat über hervorragende Lehrer wie *Wrisberg, Baldinger, Blumenbach, Gmelin, Murray* und den Kliniker *A. G. Richter* [6].

„Dem trefflichen Richter verdanke ich die vorwaltende praktische Richtung in der Wissenschaft, die mir durch mein ganzes Leben treu geblieben ist",

schreibt er später, und auch darauf wird einzugehen sein. Eine ganz besondere Anziehungskraft aber übte auf ihn der Experimentalphysiker *Lichtenberg* aus, in dessen Hause er wohnte, und unter *Lichtenbergs* Leitung führte er seine Promotionsarbeit durch. Das Thema der Arbeit „De usu vis electricae in asphyxia" [8] geht auf die experimentellen Feststellungen *Hallers* [9] zurück, der 1752 während seiner Tätigkeit in Göttingen Irritabilität und Sensibilität als die Grundeigenschaften tierischen Lebens zu erkennen meinte, wobei er Irritabilität den Muskeln und Sensibilität den Nerven zuordnete. Aus diesen Versuchen war die Wirksamkeit der Elektrizität erkannt, und *Haller* formulierte: „Potentior omnibus stimulis est electrica scintilla". *Lichtenberg* nun stellte dem jungen Doktoranden die Aufgabe, zu prüfen, ob die Elektrizität als starker Reiz in der Lage sei, Tiere wieder zum Leben zu erwecken, die im Wasser ertränkt oder mit Kohlenoxyd vergiftet worden waren. Eine ganz handliche Elektrisiermaschine war die maßgebende Apparatur, mit der zu arbeiten war. *Lichtenberg* überwachte die Durchführung der Versuche. Es ergab sich, daß die Arbeitshypothese im negativen Sinne zu deuten war, es kam also nicht viel Positives bei der Arbeit heraus, aber in bestem Latein gelang die Darstellung der Experimente und die Entwicklung von 12 Thesen, die die Grundlage der erfolgreichen Promotion wurden. Entscheidend war für *Hufeland*, daß er unter *Lichtenbergs* Leitung experimentell zu arbeiten und kritisch zu denken gelernt hatte. 1783 wurde die Promotionsarbeit publiziert, und kurz nach beendetem Verfahren kehrte *Hufeland* nach Weimar zurück, gerade ehe *Goethe* seinen ersten Besuch in Göttingen machte.

In der Praxis des Vaters arbeitete er zunächst mit, um dann, 4 Jahre später, nach dem Tode des Vaters die Praxis allein zu übernehmen. Neben der praktischen Arbeit aber beschäftigten ihn doch auch Fragen theoretischer Art, die sozusagen in der Luft lagen, und die nicht nur die medizinische Welt bewegten. Der „animalische Magnetismus", der „Mesmerismus", war eine die Öffentlichkeit zu lebhaften Diskussionen erregende Theorie; viele begeisterten sich an den Wunderheilungen, von denen berichtet wurde, *Hufeland* aber hat sehr bald das ganze „als ein abenteuerliches Gewebe von leeren Worten" erkannt und es abgelehnt, und zwar, wie er schreibt: „im Vertrauen auf meine gesunde *Lichtenberg*sche Physik" [10]. Er hat auch mit *Lichtenberg* über den Mesmerismus korrespondiert, und beide kamen zu dem gleichen Urteil, es handle sich da um Vorgänge, die nur aus der „Einbildungskraft der Personen" zu erklären seien, so steht es im Teutschen Merkur von 1784. (Von späteren Jahren liegen freilich auch andere Zeugnisse vor, die, wie aus einem Brief an *Koreff* vom 14. 11. 1816 hervorgeht, dem Mesmerismus doch eine gewisse Bedeutung beimessen; freilich warnt Hufeland auch hier vor der Gefahr mißbräuchlicher Anwendung.) Aber *Hufeland* versucht auch jetzt noch, experimentell zu arbeiten, und zwar auf botanischem Gebiet, vielleicht angeregt durch *Goethes* botanische Arbeiten. Es kam *Hufeland* darauf an, die eigenartigen Spontanbewegungen der Pflanze Hedysarum gyrans zu beobachten und den Einfluß der Elektrizität auf diese zu prüfen [11]. Es sind also Anklänge an seine Doktorarbeit; er teilt mit, daß die Elektrizität auch an der Pflanze einen starken Reiz darstelle und daß durch starken elektrischen Strom das Gewebe zerstört würde.

Aber auch in der Arbeit des praktizierenden Arztes bleibt er nicht im Eng-Fachlichen stehen, sondern versucht, aktuelle Probleme und neue Erkenntnisse zum Nutzen für das Leben der Menschen in popularisierender Weise bekannt zu machen. Eine seiner Bestrebungen galt einer Sorge bzw. einem Mangel, der in der 70er Jahren in der Fachliteratur eine nicht geringe Rolle spielte, es handelt sich um die Gefahr des Scheintodes, des Lebendig-Begrabenwerdens bei vita minima. Schon 1772 hatte *Brinkmann* [12] ein mehr als 200 Seiten starkes Buch vorgelegt mit dem Titel „Beweis der Möglichkeit, daß einige Leute lebendig können begraben werden, nebst Anzeige, wie man dergl. Vorfälle verhüten könne"; und *J. P. Frank* hat in seinem Standardwerk der „Medizinischen Polizey" [13], das in den Jahren 1780—84 erschien, ausführlich dazu Stellung genommen. Es war insofern in der Tat ein aktuelles Problem, als es eine gesetzlich vorgeschriebene Leichenschau durch den Arzt nicht gab; denn in der Regel genügten Aussagen von Laien, Feldscheren, Hebammen, Leichenwäschern und ähnlichen Personen, denen man eine gewisse Erfahrung wohl nicht absprechen konnte. Die Auskultation der Herztöne wurde erst 1819 durch *Laennec* [14] der Diagnostik hinzugefügt, und hinzukommt, daß auch keine gesetzliche Bestimmung zur Einhaltung einer bestimmten Frist zwischen dem Eintritt des Todes und der Beerdigung bestand. Im Thüringischen Landeshauptarchiv Weimar vorhandene Akten [15, 16] enthalten *Hufelands* Schreiben an Carl August, er möge der Subskription für ein zu errichtendes Leichenhaus zustimmen und die Angelegenheit protegieren; das geschah. Aus staatlichen Mitteln wurden Bauholz und Ziegel zur Verfügung gestellt, nachdem eine umfangreiche Gutachtensammlung von einigen Jenaer Ordinarien dazu angefertigt worden war. So wurden schließlich Mittel gesammelt, und *Hufeland* [17] schrieb erfreut, daß solche in der Tat zusammenflossen, und nicht nur „von den höheren Ständen, sondern auch von der Bürgerschaft (gewiß ein schöner Beweis vernünftiger und allgemeiner Aufklärung, dessen sich vielleicht manche größere Stadt nicht rühmen konnte)". Das Häuschen wurde 1792 auf dem Jakobsfriedhof errichtet. „Vitae dubiae asylum" stand am Giebelfeld zu lesen. Es kam soviel zusammen, daß das Projekt realisiert und in Betrieb genommen werden konnte. Das Haus enthielt:

> „ein großes Zimmer, worin 8 Leichen bequem liegen können, mit Zugröhren, um immer die Luft zu erneuern, und mit Ofenröhren unter dem Fußboden, um die Wärme gleichförmig zu verbreiten; dabei eine Stube für den Wächter, mit einem Glasfenster in der Thür, um die Leichen beständig in Augen zu haben, und eine Küche zur Bereitung der nöthigen Hülfsmittel, Bäder und dergl., bei wiederkehrenden Lebenszeichen."

Aber *Hufeland* kannte auch die Trägheit und Unzuverlässigkeit der Menschen. Er konstruierte also ein höchst differenziertes System von Fäden, die Glöckchen in Bewegung setzen mußten, wenn auch nur die geringste Bewegung der Gliedmaßen, an denen die Fäden befestigt waren, etwa an Großzehe oder an der Hand, zustandekäme. Darüber hinaus hielt er das Prämiensystem und Anteil an den Douceurs für sehr zweckmäßig und erwartete dadurch einen besseren Ansporn des Wächters zu größter Wachsamkeit. Alles mußte getan werden, um auch jede Möglichkeit der Unachtsamkeit dem menschlichen Leben gegenüber mit allen Mitteln auszuschalten. Es ist nichts darüber bekannt, daß jemals ein Mensch durch die Institution dieses Leichenhauses vor dem Lebendigbegrabenwerden bewahrt worden ist, daß diese Institution sich also praktisch hat bewähren können; aber die Einrichtung wurde ein Beispiel für klinische Anstalten nicht nur in Deutschland.

In den gleichen Jahren beschäftigte ihn das medizinische Problem der Ausrottung der Pocken; auch hier greift er nur Vorhandenes auf. Die Inokulation oder Variolation, d. h. die Übertragung des Krankheitsstoffes, der von einem an Pocken erkrankten Menschen stammt, auf gesunde Personen im vorbeugenden Sinne wurde in England und Hannover ja schon 50 Jahre vorher durchgeführt, wenngleich nicht ohne gewisse Widerstände von Ärzten und Bevölkerung. In Österreich führte man die Inokulation gegen Ende der sechziger Jahre ein, und Friedrich II. [18] ließ 1775 14 Ärzte aus den verschiedenen preußischen Provinzen durch den englischen Arzt *Baylies* in Berlin in der Technik ausbilden. So war es wirklich an der Zeit, daß man sich auch in Sachsen-Weimar der Frage annahm. Aufschlußreich für seine Zeit und für die Erkennung wirksamer Popularisierungsmethoden ist, daß *Hufeland* n i c h t in medizinischen Journalen auf die Zweckmäßigkeit und Notwendigkeit der Inokulation hinweist, sondern zunächst, 1786, in Wielands Teutschem Merkur [19]. Da heißt es:

> „Ist nur erst das Volk überzeugt, wie leicht ist dann die Ausführung! Und gerade hier werde ich mir von der Klasse, die man so leicht in politischen Berechnungen vergißt, am meisten versprechen — von der Klasse der Landleute und Bauern."

Die ganze Aktion kam in Sachsen-Weimar ein bißchen spät in Gang, denn schon 10 Jahre später trat *Jenner* mit seiner völlig ungefährlichen Kuhpockenimpfung hervor.

Natürlich waren dem praktizierenden Arzte die Unzulänglichkeiten therapeutischen Einwirkens in Krankheitsfällen bekannt, und so richtete er nun seine Aufmerksamkeit darauf, den g e s u n d e n Menschen zu besserer Gesundheit und damit zu größerer Widerstandskraft in Krankheitsfällen zu verhelfen. Hygienisch-diätetische Mittel also wollte er propagieren, und als vortrefflicher Verkünder seiner Pläne suchte er in die Breite zu wirken, popularisierend im Sinne der Aufklärung. Seine beiden ersten Aufsätze dieser Art sind auch wieder nicht in medizinischen Zeitschriften veröffentlicht, sondern in *Bertuchs* Journal des Luxus und der Moden: „Ein Schönheitsmittel — nicht aus Paris" [20] und „Wie kann man auf gewisseste und leichteste Art Schönheit auf Erden allgemein machen?" [21] so lauten die Überschriften. Das Zuschmieren der Hautoberfläche mit Schmieragen aller Art, denen damals vielfach Quecksilber und Blei zugesetzt waren, könne die Haut nur ungünstig beeinflussen.

Seine Interpretation mutet ganz modern an:

„Schönheit der Haut — ist nicht mehr und nichts weniger als Gesundheit der Haut, eine reine Abspiegelung der inneren Harmonie des Körpers in seine Oberfläche — wenn ich so sagen darf — die sichtbare Gesundheit."

Auch hier ruft er den Frauen in den Modezeitschriften mit Rücksicht auf die entstellenden Blattern zu:

„Versuchen Sie doch die Inokulation zur Mode zu machen! Sie werden viel eher Glauben finden als die gelehrtesten Ärzte!"

Es ist manchmal erheiternd, zu lesen, mit welchen aufklärerisch-propagandistischen Tricks er agiert, er hält den Leserinnen die

„Türken vor, die sonst religiöse Verehrer des Schicksals sind, die Inokulation aber viel leichter angenommen haben als die aufgeklärten Europäer! Wollen wir uns länger von ihnen beschämen lassen?"

Man wußte ja, daß Lady *Montagu,* die Frau des englischen Gesandten in der Türkei, in ihren Briefen nach England schon 60 Jahre vorher von der Inokulation in der Türkei berichtet und diese später in ihrer Heimat weitgehend durchgesetzt hatte.

In diesem Sinne der Volksaufklärung lag auch sein Verdienst hinsichtlich der Bäderwirkung sowohl zu Zwecken der Reinigung als auch der Abhärtung. Auch das war an sich kein neuer Gedanke. Sein Lehrer *Lichtenberg* hatte während seines Englandaufenthaltes in den Jahren 1774/75 in Deal und Margate das Baden in der See kennengelernt und dies später in der bekannten, ganz ungewöhnlich hübschen Schilderung dargelegt. Es ist gar nicht zu bezweifeln, daß er seinem Schüler und Hausgenossen *Hufeland* seinerzeit von seinen Eindrücken erzählt hat, und als dieser nun von seinen Gedanken und Bemühungen um die Förderung der Volksgesundheit 1790 auch wieder im Journal des Luxus und der Moden an den Nutzen der Bäder erinnert und die „Wiederherstellung der Bademode als des vorzüglichsten Mittels einer allgemeinen Gesundheitsrestauration" propagiert, unterstützt ihn *Lichtenberg* mit seiner Schrift [22] „Warum hat Deutschland noch kein großes öffentliches Seebad?" Nahezu direkt weist er darin auf *Hufeland* hin, wenn er schreibt: „Vielleicht . . . kommt die Sache einmal ernstlich zur Sprache, wo nicht in einem medizinischen Journal, doch in einem des Luxus und der Moden, oder weil die Sache auf beide Bezug hat, in beiden zugleich." *Hufeland* jedenfalls hebt die gesundheitsfördernde Wirkung sowohl der

Seebäder als auch der heißen Bäder hervor, auch der russischen Dampfbäder; freilich kennt er nur die Einwirkung auf die Haut. In der Technik des Badens aber hebt er auch das hervor, was auch späterhin für alle seine Anweisungen so charakteristisch ist, das Maßhalten. Alles muß mit Vorsicht und Mäßigkeit geschehen, wenn es nützen soll.

Alle diese Publikationen sind Vorarbeiten für sein großes Werk, das einige Jahre später erscheinen wird; aus diesen Vorarbeiten trägt er in der von *Goethe* 1791 gegründeten „Freitagsgesellschaft" vor, die dazu dienen sollte, Männern der Wissenschaft und der Kunst Gelegenheit zu gegenseitiger Anregung und Belehrung zu geben. Carl August wohnte diesen Sitzungen in der Regel bei, auch damals, als *Hufeland* 1792 ein „Fragment über das organische Leben" vortrug. Der Herzog ist sehr angetan von dieser Persönlichkeit und dem Vortrag und äußert gleich nach der Sitzung zu *Goethe:* „Der *Hufeland* paßt zu einem Professor, ich will ihn nach Jena versetzen." *Loder* scheint diesen Plan im Kreise der Fakultät Jenas begünstigt zu haben, und Ostern 1793 übernimmt *Hufeland* sein Lehramt an unserer Universität. Es war damals üblich, daß Professoren in kleinen Heftchen sich orientierend an ihre künftigen Hörer wandten, damit diese sich eine Vorstellung davon machen konnten, was sie in den Kollegs zu erwarten hatten, und auch *Hufeland* richtet ein „Wort an meine zukünftigen Hörer" [23], er begeistert sich zunächst an den außerordentlichen Errungenschaften, die durch das Freiwerden des Geistes in der Aufklärung geschaffen wurden:

> „Das schöne Band, was jetzt alle Wissenschaften zusammenknüpft, und was die Medizin mit Psychologie, Moral, Physik, Erd- und Völkerkunde, Zoologie, Chemie und so vielem anderen weit genauer verwebt hat, als sonst; die außerordentlichen Entdeckungen, die dieses Jahrhundert in allen Erfahrungswissenschaften gemacht hat, der Geist der Kritik, Prüfung und des Selbstdenkens, die auch in unserer Kunst allgemein geworden ist."

Dann geht er auf sein medizinisches Programm ein, und man spürt doch eine gewisse Bedenklichkeit und ein leises Bedauern, daß hier eben doch wohl noch das meiste zu leisten sei:

> „Ich komme vom Krankenbette zu Ihnen ... Sie können also mit völliger Gewißheit darauf rechnen, daß ich Ihnen praktische Medizin, oder vielmehr die Medizin praktisch vortragen werde ..."

Das ist implizit das Geständnis, daß die Verbindung mit den exakten Naturwissenschaften, die ja den so viel größeren Vorsprung gewonnen hatten, und auch die Verbindung mit den Fächern der Biologie noch sehr locker und dürftig war. Aber das war auch in Göttingen kaum anders, als er bei seinem großen klinischen Lehrer *A. G. Richter* gehört hatte: auch dieser mußte ganz einfach ein reiner Empiriker sein.

In seinem ersten Jenaer Semester liest er ein einstündiges Kolleg, das einen unerhörten Erfolg hatte: „Über die Kunst, das menschliche Leben lange und brauchbar zu erhalten.“ *Hufeland* selbst berichtet von annähernd 500 Hörern, und man denkt dabei an seinen Lehrer *Lichtenberg* in Göttingen, der es auch nicht nötig hatte, sich eine „Anrede an die leeren Bänke“ auszudenken, wie er es einmal amüsiert anderen Professoren vorgeschlagen hatte; auch *Lichtenberg* hatte mehr als $1/6$ der gesamten Studentenschaft als Hörer in seiner Vorlesung über Experimentalphysik, und dabei waren 50 % der Studentenschaft Juristen. Studienpläne oder gar Stundenpläne gab es nicht, und so hörte jeder dort, wo er etwas zu lernen hoffte, auch wenn es ganz außerhalb seines engen Fachbereiches war.

1796 erscheint dann sein Hauptwerk „Die Kunst, das menschliche Leben zu verlängern“ [24]. Die 1. Auflage dieses Buches ist *Lichtenberg* gewidmet, „seinem verehrtesten Lehrer und Freunde zum öffentlichen Zeichen der aufrichtigsten Hochachtung und Dankbarkeit“. Die Kunst, das Leben zu verlängern, ist für *Hufeland* kein medizinisches Problem, er entwickelt gleichsam eine neue Wissenschaft, die er Makrobiotik nennt; sie habe auszugehen von der Erkenntnis, daß das menschliche Leben, physisch betrachtet, „eine eigenthümliche animalisch-chemische Operation“ sei, die, wie andere „ihre bestimmten Gesetze, Grenzen und Dauer haben insofern sie von dem Maß der verliehenen Kräfte und Materie, ihrer Verwendung, und manchen andern äußern und innern Umständen abhängt“; aber es lassen sich Regeln der Lebensführung aufbauen, die der Verlängerung des Lebens dienen können. „Wer aber“, so schreibt er, „kann vom menschlichen Leben schreiben, ohne mit der moralischen Welt in Verbindung gesetzt zu werden, der es so eigenthümlich zugehört?“ Der Mensch und sein höherer moralischer Zweck lassen sich auch physisch nicht trennen, schon die physische Natur des Menschen ist auf seine höhere Bestimmung berechnet, und dies sei ein wesentlicher Unterschied der menschlichen Natur von der tierischen. Physische und moralische Gesundheit sind so genau verwandt wie Leib und Seele und geben vereint erst das Resultat der veredelten und vollkommensten Menschennatur. Das geht also hinaus über das, was wir heute als Leib-

Seele-Einheit bezeichnen, da es finalistisch gedacht ist, und zwar durchaus im Sinne der idealistischen Philosophie. So ist es auch absolut naheliegend, daß er sich im Dezember des Erscheinungsjahres an *Kant* [25] wendet und ihm sein Buch dediziert. Er schreibt dazu die programmatischen Sätze:

„glücklich würde ich mich schätzen, wenn Ihnen mein Bestreben, das Physische im Menschen moralisch zu behandeln, den ganzen, auch physischen Menschen als ein auf Moralität berechnetes Wesen darzustellen, und die moralische Kultur als unentbehrlich zur physischen Vollendung der überall nur in der Anlage vorhandenen Menschennatur zu zeigen — nicht mißfallen würde".

Der einzige absolute Lebenswert des Menschen ist jener sittliche gute Wille, der sich ohne jedes Wenn und Aber an das moralische Gesetz bindet, und dieses kennt nur den kategorischen Imperativ „Du sollst". *Kant* hat diese Nähe natürlich gespürt, und wenige Monate später wendet er sich an *Hufeland* mit dem Vorschlag, er, *Kant*, wolle eine Diätetik entwerfen, die „Die Macht des Gemütes über seine körperlichen Empfindungen" aus eigener Erfahrung darstellen solle; es sei dies doch wohl ein „nicht zu verachtendes Experiment, das ohne anderes als psychologisches Arzneimittel, doch in die Lehre der Medizin aufgenommen zu werden verdiente". *Hufeland* ist aufs äußerste erfreut über diesen Vorschlag:

„Denn eben in diesen psychologisch-medizinischen Gegenständen hat es noch so sehr an philosophischer Behandlung gefehlt; und wieviel würde sich nicht unsere Kunst noch nebenbei fruchtbare Bemerkungen und Aufschlüsse versprechen können."

Er bittet darum, eine solche Arbeit in dem von ihm redigierten „Journal der praktischen Arzneykunst und Wundarzneykunst" zu veröffentlichen, und im Januar 1798 erscheint sie dort zuerst, 1824 gleichsam in 2. Auflage, von *Hufeland* mit Vorwort und Anmerkungen versehen unter dem Titel: „Von der Macht des Gemüts, durch den bloßen Vorsatz seiner krankhaften Gefühle Meister zu sein."

Hufelands Makrobiotik ist ein Handbuch vernünftiger Lebensführung, eine praktische Diätetik des Leibes und der Seele, und uns Heutigen bedeutet es nur wenig, aber in jener Zeit des ausgehenden 18. Jahrhunderts war eine solche bis in alle Details der körperlichen und seelischen Hygiene hineinreichende populäre Darstellung etwas Neues.

Freilich ist 3 Jahre früher von Dr. *B. C. Faust* [26] ein „Gesundheitskatechismus“ erschienen, der grundsätzlich gleiche Aufgaben zu lösen sucht, aber mit der Breite der Anlage und dem Umfang des Werkes *Hufelands* und auch mit dem gedanklichen Fundament kann das Schriftchen nicht Schritt halten. Es ist nun freilich selbstverständlich, daß auch *Hufelands* Erörterungen und Anweisungen keine naturwissenschaftlichen Forschungsresultate zugrunde liegen konnten; diese experimentellen Arbeiten konnten ja erst in der 2. Hälfte des 19. Jahrhunderts geleistet werden, und auch heute sind sie ja längst noch nicht abgeschlossen. Es ist aber fraglos ein vorzügliches Buch der Empirie, unter dem leitenden Gesichtspunkt, daß alles Extreme, welcher Art auch immer, dem Menschen schädlich sein müsse, daß nur das Maßvolle in allen Dingen die Voraussetzung für eine gute Funktion des Organismus sei. Der umfassende praktische Teil des Buches, und in diesem wieder der Abschnitt, der die „Verlängerungs m i t t e l des Lebens“ aufzählt und erörtert, enthält Anweisungen für eine vernünftige körperliche Erziehung der Jugend unter dem Gesichtspunkt der Enthaltsamkeit und der Abhärtung. Hier finden sich ausgedehnte Kapitel über die Hautpflege, die Reinlichkeit und eine zweckmäßige Kleidung. Durchaus modern und offenbar seiner Zeit etwas voraus ist das Kapitel über die Hygiene des Säuglings- und Kindesalters, das 1803 als Sonderbändchen in ausführlicherer Darstellung erschien. Hier geht es zunächst nur um die „wichtigsten Punkte der physischen Erziehung der Kinder in den ersten Jahren“. Aber *Hufeland* war klug genug und als Mann der Aufklärung auch weitsichtig genug, um zu erkennen, daß hier zu allererst noch eine gewaltige Bildungslücke zu füllen war, eine Aufgabe, die nicht über kurz oder lang zu füllen war, die Aufgabe der Erziehung und Bildung des weiblichen Geschlechts in mannigfacher Hinsicht. Wie konnten sie a u f g e k l ä r t e Mütter sein ohne eine entsprechende Bildung ihres Verstandes, und wie konnten sie g u t e Mütter sein ohne eine zielgerechte moralische Erziehung. Das Problem, die Aufgabe lag in der Luft, und natürlich nicht nur in Deutschland. Ein Vorfahre von *Charles Darwin, Erasmus Darwin*, ist dem Mediziner wohl nur dadurch bekannt, daß er schon 5 Jahre vor *Witherings* grundlegendem Werk über die Wirkungen der Digitalis, also 1870, eine Studie veröffentlicht hat über die therapeutische Wirksamkeit dieser Pflanze zur Behandlung der Wassersucht. Aber *Erasmus Darwin* hatte ebenso wie *Hufeland* zahlreiche Töchter und Töchterfamilien, und so mußte beiden in jenem Zeitalter die Frage nach einer sinnvollen, aufgeklärten und vernünftigen Erziehung der Mädchen und Frauen ein höchst konkretes aktuelles Problem sein. So hat *Erasmus Darwin* 1797 eine Schrift veröffentlicht: „Plan for the Conduct of female Education" [27]; diese Schrift ist *Hufeland* bekannt geworden und hat auf ihn so großen Eindruck gemacht, daß er sie übersetzte und bearbeitete. Die Schrift erschien 1822 unter dem Namen beider Autoren als „Anleitung zur physikalischen und moralischen Erziehung des weiblichen Geschlechtes von *E. Darwin*, aus dem Englischen übersetzt und mit Zusätzen versehen von *C. W. Hufeland*" [28]. Das Büchlein hatte Erfolg, es fand sogar 30 Jahre später nochmals eine Bearbeitung und Neuauflage.

In *Hufelands* Hauptwerk ist ein großer Abschnitt der Ernährung gewidmet, und auch hier wieder hebt er den Hauptgrundsatz der „Mäßigkeit" hervor. In der Zusammensetzung der Kost rät er zu reichlichem Anteil der Vegetabilien, wenngleich er natürlich dem reinen Vegetariertum n i e das Wort redet; eine solche Einseitigkeit würde er als unmäßig und viel zu revolutionär bezeichnet haben. Der Wein erfreue des Menschen Herz, sei aber keineswegs eine Notwendigkeit zu langem Leben.

„Am besten, wenn man den Wein als Würze des Lebens betrachtet und benutzt, und ihn nur auf die Tage der Freude und Erholung, auf die Belebung eines freundschaftlichen Zirkels verspart."

„Der Rauchgenuß ist einer der unbegreiflichsten. Etwas unkörperliches, schmutziges, beißendes, übelriechendes, kann ein solcher Lebensgenuß, ja ein solches Lebensbedürfnis werden, daß es Menschen gibt, die nicht eher denken und arbeiten können, als bis sie Rauch durch Mund und Nase ziehen ... Über dies giebt es ein Bedürfnis mehr, und je mehr ein Mensch Bedürfnisse hat, desto mehr wird seine Freyheit und Glückseligkeit eingeschränkt. Ich warne daher jedermann dafür, und werde mich sehr freuen, wenn ich hierdurch etwas zur Verminderung dieser üblen Sitte (die, wie ich mit Freuden bemerke, schon sehr abnimmt) beytragen kann."

Für die Diätetik der Seele gibt er Lebensregeln: Die Bekämpfung der Leidenschaften, die Warnung, allzuviel Projekte zu machen, die in der Fülle der Entwicklungsmöglichkeiten den Menschen nur bekümmern und unsicher zu machen pflegen. Den Übeln in der Welt stehe man gelassen gegenüber; es komme nicht so sehr darauf an, w a s uns geschieht, sondern w i e wir es nehmen.

In den Grundzügen seines Werkes bekennt er sich zu dem „Ahnherrn *Hippokrates*", dessen Methode, Krankheiten dadurch zu heilen, daß die Naturheilung durch ärztliche Maßnahmen unterstützt wird, er absolut anerkennt; seine Bemühungen in der Makrobiotik sind ja gleichsam vorgreifender Art, nämlich die Gesundheit und Widerstandskraft zu stärken, um im Krankheitsfalle gefestigter zu sein. Aber man muß sich erinnern, daß der Einfluß der hippokratischen Medizin durch die gesamte damalige Medizin geht, eigentlich noch weit bis in das 19. Jh. hinein; ebenso aber ist nicht zu bezweifeln, daß nicht nur in Medizinerkreisen, sondern auch in den Kreisen der Geisteswissenschaftler, der Schriftsteller und Dichter *Hippokrates* eine immer noch nachwirkende Gestalt war, und das hat gute Gründe.

Wenn in *Platons* „Phaidros" [29] der Asklepiade Hippokrates zitiert wird als Gewährsmann in der Frage, ob es bei der Redekunst im Sinne der Psychagogik nicht ähnlich sei wie in der Heilkunde, so ist ganz deutlich der Bezug auf die Schrift des *Hippokrates: Περί άέρων ὑδάτων τόπων* also „Über Luft, Wasser und Ortslage", die *M. Polenz* [30] besser als „Schrift über die Umwelt" betitelt. Dieser Schrift liegt die Erkenntnis zugrunde, daß der Mensch als ein Teil des Kosmos maßgebend von den mannigfaltigen Umweltfaktoren geprägt wird, und so werden neben konstitutionellen Gegebenheiten des Menschen meteorologische, klimatische Faktoren im weitesten Sinne, Windströmungen, Wasserverhältnisse, Höhenlagen und vieles andere empirisch zu deuten versucht, immer vom Aspekt eines Arztes, der den Menschen nicht isoliert in der Welt sieht, sondern einbezogen in den Kosmos als Ganzes. Daß solche Gedanken und empirische Feststellungen eine Erneuerung im Zeitalter der Aufklärung erfahren konnten oder mußten, ist sehr naheliegend, denn eine neue und recht umfangreiche Kenntnisnahme allen Erfahrungswissens war ja die Grundkonzeption und Ausgangsbasis. Dieser Gedanke aller möglichen Einwirkungen sowohl auf die Umwelt als auch ganz besonders Rückwirkungen der Umwelt auf den Menschen ist für *Hufeland* gleichsam führend in Beantwortung der Frage, welche lebenverlängernden und welche lebenverkürzenden Einflüsse erkennbar und beachtenswert seien.

Aber es wäre falsch, die Wirkungen der hippokratischen Schriften lediglich auf die Fachleute der Medizin zu beschränken. Auch die Nichtmediziner des klassischen Weimar nahmen sehr teil an diesen Gedanken, die unter der Überschrift „Mensch und Umwelt" stehen mögen. *Goethe* hebt in „Dichtung und Wahrheit" [31], als er auf den berühmten Arzt *Zimmermann* zu sprechen kommt, die Forderung jener Zeit, also der ersten Hälfte der 70er Jahre hervor:

„Es war nämlich vorzüglichen, denkenden und fühlenden Geistern ein Licht aufgegangen, daß die unmittelbare originelle Ansicht der Natur und ein darauf gegründetes Handeln das Beste sei, was der Mensch sich wünschen könne, und nicht einmal schwer zu erlangen.“

Und damit also durchaus Gedanken der Aufklärung aufnehmend. fährt er fort:

„Erfahrung war also abermals das allgemeine Losungswort, und jedermann that die Augen auf, so gut er konnte; eigentlich aber waren es die Ärzte, die am meisten Ursache hatten, darauf zu dringen und Gelegenheit, sich danach umzuthun. Hier leuchtete ihnen aus alter Zeit ein Gestirn entgegen, welches als Beispiel alles Wünschenswerthen gelten konnte. Die Schriften, die uns unter dem Namen *Hippokrates* zugekommen waren, gaben das Muster, wie der Mensch die Welt anschauen und das Gesehene, ohne sich selbst hinein zu mischen, überliefern sollte.“

Daß ihm aber *Hippokrates* tatsächlich bedeutendes Vorbild auch methodischer Art wurde durch die Abhandlung über die „Umwelt“, das bezeugen Briefe aus den Jahren 1795 und 1796: in einem Brief an *I. H. Meyer* vom 16. 11. 95 [32] spricht er von gewissen Vorarbeiten für eine Italienreise. von einer Arbeit, in der er die Absicht habe zu einer

„Darstellung der physicalischen Lage, im allgemeinen und besondern, des Bodens und der Cultur, von der ältesten bis zur neuesten Zeit, und des Menschen in seinem nächsten Verhältnisse zu diesen Naturumgebungen. Auch ist Italien eins von den Ländern, wo Grund und Boden bey allem was geschieht immer mit zur Sprache kommt. Höhe und Tiefe, Feuchtigkeit und Trockne sind bey Begebenheiten viel bedeutender und die entscheidenden Abwechselungen der Lage und der Witterung haben auf Cultur des Bodens und der Menschen, auf Einheimische, Colonisten, Durchreisende mehr Einfluß als in nördlichern und breiter ausgedehnten Gegenden . . .“

In einem bald darauf ebenfalls an *Meyer* gerichteten Brief [33] heißt es dann ausdrücklich:

„Ich habe auch diese Zeit die berühmte Abhandlung des Hippokrates de aere aquis et locis gelesen und mich über die Ausspüche der reinen Erfahrung herzlich gefreuet, dabey aber auch zu meinem Troste gesehen, daß es ihm, wenn er hypothetisch wird, gerade geht wie uns, nur möchte ich seine Hypothese eher den Schiffseilen und unsere Zwirnsfäden vergleichen.“

Solche Arbeiten und Entwürfe für eine natur- und kulturgeschichtliche Darstellung sind der Grundstock dessen, was als „Vorbereitung der 2. Reise nach Italien“ [34] bekannt ist. Daß aber auch hier *Hippokrates* tatsächlich Pate gestanden hat, zeigt das Motto, das er diesen Entwürfen voranstellt: „οἱ δὲ ἄνθρωποι ἐκ τῶν φανερῶν τὰ ἀφάνη σκέπτεσθαι οὐκ ἐπίστανται“. also: Die Menschen verstehen es nicht, aus den sichtbaren Erscheinungen das Unsichtbare zu erschauen. Die gültige Übersetzung *Goethes* aber steht am Schlusse des Lehrbriefs in Wilhelm Meisters Lehrjahren, an dem er ja, wie er an *Schiller* [35] schreibt, gerade 1796 gearbeitet hat:

„Der echte Schüler lernt aus dem Bekannten das Unbekannte entwickeln, und nähert sich dem Meister“ [36].

Dies wäre sozusagen ins Positive übersetzt, als Bestätigung des Geleisteten, was *Hippokrates* gleichsam etwas resigniert formuliert hat.

Aber längst vor *Goethes* Beschäftigungen mit *Hippokrates* hatte ja *Wieland* in seiner „Geschichte der Abderiten“ [37], also in den Jahren 1774—80 auf *Hippokrates* Bezug genommen. Die Abderiten, Schildbürger der Antike, halten es für richtig, den in ihrer Stadt lebenden Philosophen *Demokrit* auf seinen Geisteszustand untersuchen zu lassen und fordern zu diesem Zweck *Hippokrates* als Gutachter auf. Es ist eine der launigsten Geschichten, wie *Hippokrates* diesen Schildbürgern eine gepfefferte Rede hält; er empfiehlt, 6 große Lastschiffe zu beschaffen und sie zu einer vollen Befrachtung mit „Nieswurz“ auszusenden. Helleborus = Nießwurz galt sprichwörtlich als ein Mittel gegen die Dummheit, und er empfiehlt, auf jeden Bürger von Abdera 7 Pfund davon auf Staatskosten zu verteilen; den Ratsherrn von Abdera aber müsse die doppelte Portion zuerteilt werden, weil sie es so besonders nötig hätten. Mit dem Philosophen befreundete er sich auf das beste, und das Gutachten wurde durch ihn umgewandelt in bezug auf den schwachen Geisteszustand der Abderiten. Es war einfach so, daß eine Gestalt wie *Hippokrates* in der Zeit der Weimarer Klassik zum Bildungsgut gehörte, und selbstverständlich war *Hufeland* mit ihm vertraut. Das geht aus der Makrobiotik eindeutig hervor, das geht vor allem hervor aus der Grundhaltung des Maßhaltens. „Der Mittelton in allen Stücken“, die aurea mediocritas des Horaz, die Losung: Omnia mediocria ad vitam prolongandam sunt utilia, eine Haltung, der die σωφροσύνη *Platons* an die Seite zu stellen ist, dieses Gedankengut der Antike durchzieht das umfangreiche Werk.

Nach allem scheint es, als könne man *Hufeland* mehr als einen aufklärenden Erzieher auf dem Gebiete vernünftiger hygienischer Lebensführung bezeichnen, denn als Kliniker in unserem Sinne. Fraglos spielt auch diese erzieherische Arbeit eine hervorragende Rolle; demgegenüber hält sich seine klinisch-wissenschaftliche Arbeit in Jena etwas im Hintergrunde, und das hat gute Gründe.

Eine sehr heftig geführte Polemik während seiner Jenaer Lehrtätigkeit läßt uns einen Einblick tun sowohl in *Hufelands* Einstellung zum Arzttum als auch in die Zeit jener naturwissenschaftlichen Dämmerung. Unter dem Pseudonym *Arkesilas* veröffentlichte ein philosophisch vorzüglich durchgebildeter und medizinisch jedenfalls interessierter Mann einen Aufsatz in *Wielands* Teutschem Merkur im Jahre 1795 [38]. Ein junger Student — so berichtet er — habe sich bei der Fülle philosophischer Meinungen und Lehrsysteme entschlossen, zu der ihm viel besser gegründet erscheinenden Medizin hinüberzuwechseln, da er meine, hier festeren Boden unter den Füßen zu haben und weniger schwankenden Lehrmeinungen ausgesetzt zu sein. Der Autor beantwortet diese Frage, indem er den sehr wenig gegründeten Boden auch der ärztlichen Tätigkeit dartut und auf die großen prinzipiellen Unsicherheiten auch in der Medizin hinweist, die ja doch eigentlich gar nicht als Wissenschaft zu bezeichnen sei, sondern als ein Fach, das sich mit der gar nicht zu ordnenden Fülle von reinen Erfahrungseindrücken auseinanderzusetzen habe, ohne aus diesem völlig undurchdringlichen Gestrüpp herauszufinden. Alles sei ebenso unsicher wie in der Philosophie, wenn nicht gar noch schlimmer. Die Ärzte wüßten ja eigentlich gar nicht, was sie täten, sie tappten in noch größerer Unwissenheit herum als die Philosophen. Auf die menschlich-ärztliche Seite geht er in diesem Zusammenhang nicht ein. Hierauf antwortet *Hufeland* [39] in einer außerordentlich temperamentvollen Weise, gereizt, da ganz persönlich getroffen. Die Unsicherheit des medizinisch-wissenschaftlichen Standortes sieht er sehr wohl, weist aber mit Recht auf Unsicherheiten vor allem in der Chemie hin, die ja doch der Medizin das Material für einen verläßlichen therapeutischen Boden bieten müsse. Was ihn aber besonders erregt, ist die völlige Mißachtung der praktisch-ärztlichen Erfahrung und des großen menschlichen Einsatzes. *Hufelands* Entgegnung, die er entgegen den Gewohnheiten der Zeit mit seinem Namen unterzeichnet hat, ist so leidenschaftlich, daß *Wieland* [40] sich beschwichtigend ins Mittel legte.

Es ist aufschlußreich, sich klarzumachen, wofür *Hufeland* an dieser Stelle kämpft. Er ist im tiefsten Kern seines Wesens getroffen, denn alles das, was ihm bisher den Aufschwung gegeben hat, entstammt seiner humanitären Einstellung, dies ist die zentrale Stelle seines Wirkens. Ohne diese ihm tief innewohnende sittliche Grundlage und sittliche Kraft kann er nicht wirken, es geht um sein verpflichtendes ärztliches Ethos, und dieses fließt aus seinem eindeutig christlichen Fundament. Der Mangel wirksamen therapeutischen Eingreifens im Sinne einer wissenschaftlichen Medizin wird klar, wenn man sein Enchiridion medicum [41] durchliest, das er kurz vor seinem Tode 1836 geschrieben hat, ein zusammenfassendes Werk, in dem seine Erfahrungen niedergelegt sind und dessen Ertrag er für die Gründung der *Hufeland*-Stiftung bestimmt hat. „Es ist nur ein Tribut, den ich noch vor meinem Abgange der Welt schuldig zu sein glaubte". Zwar führt er 273 Rezepte in diesem Buche an, die er für verschiedene Krankheiten für wirksam oder wenigstens für anwendbar hält, aber letztlich faßt er seine Erfahrungen in dem Satz zusammen:

> „Es giebt 3 Mittel in der Heilkunst, welche als Magnaten und Anführer des übrigen Streitheers hervorragen. Sie sind: Der Aderlaß, das Brechmittel und das Opium."

Als Heilmittel bezeichnen wir heute keines dieser drei Mittel, und eine gewisse Resignation *Hufelands* ist zu verstehen.

In Jena fühlte er sich zunächst wohl, vermißt freilich eine klinische Abteilung. Die ersten Einrichtungen jener Zeit waren ja poliklinischer, nicht aber klinischer Art. Berufungen nach Kiel, Leipzig, nach Pavia und nach Rußland als Leibarzt des Zaren lehnt er ab. Da aber um die Jahrhundertwende die Verhältnisse an der Jenaer Universität nicht sehr erfreulich waren, entschloß er sich, 1800 nach Berlin zu gehen, um dort an der Charité als Direktor des collegium medico-chirurgicum eine große klinische Abteilung zu leiten, freilich unter Verzicht auf die Lehrtätigkeit, denn Berlin wurde ja erst 1810 Universität. Er war bald einer der angesehensten Ärzte und Consiliarien Berlins, bis der Kriegsausbruch 1806 einen tiefen Einschnitt in sein Leben brachte. Nach der Niederlage in der Schlacht bei Jena folgte er der Bitte der Königin Luise, sie und ihre Kinder auf der Flucht nach Ostpreußen zu begleiten. Dies erkannte er als seine Pflicht an, gab Gemeinschaft und Glück der eigenen Familie auf, um erst nach 3 Jahren entsagungsvollen Aufenthaltes in Memel und Königsberg mit dem Hofe wieder nach Berlin zurückkehren. Die Familienumstände waren inzwischen maßgebend geändert, neue Bindungen waren einzugehen.

In die erste Zeit seiner Berliner Jahre fällt ein Zeugnis *Hufelands,* das in kaum zu übertreffender Weise seine sittliche Verantwortung dem Menschenwesen gegenüber kennzeichnet. Es ereignete sich folgendes [42, 43, 44, 45]: Ein zum Tode Verurteilter war in Breslau enthauptet worden, und am Schädel wurden mit Genehmigung der örtlichen Behörden durch wissenschaftlich interessierte Ärzte Versuche über die elektrische Erregbarkeit der Hals- und Kopfmuskulatur und der Nervenstämme angestellt. Man wollte feststellen, über wie lange Zeit nach dem Tode die elektrische Erregbarkeit erhalten bleibe. Ein kurzer Bericht darüber kam auch zur Kenntnis Friedrich Wilhelm III., und dieser rügte auf das schärfste, daß man die Durchführung dieser Versuche zugelassen habe. Es wurde die präzise Frage gestellt: kann ein solcher Versuch nicht vielleicht einer Marterung nach dem Tode gleichkommen? denn die Muskelkontraktionen, die man beobachtete, erweckten die Erinnerung an Ausdrucksbewegungen seelischer Erlebnisse, des Schmerzes beim Lebenden. *Hufeland* wurde aufgefordert, als anerkannte ärztliche Autorität gutachtlich dazu Stellung zu nehmen, und er erklärt:

> „Jedes Organ ist . . . noch einige Zeit nach dem Tode . . . fähig, die nehmlichsten Aktionen hervorzubringen, die es im lebenden Zustande hervorbrachte. Bei den Muskelfasern ist die Wirkung des Reizes Zusammenziehung, bei den Nerven Sensationen, bei dem Gehirn und Seelenorgan Vorstellung, Idee . . . Man kann ihn (den enthaupteten Kopf) also noch nach dem sogen. Tode martern — und das ist gewiß ungerecht, grausam und gegen das Gesetz . . . Kein Mensch hat das Recht, . . . hier auch nur die M ö g l i c h k e i t neuer Schmerzen auszulösen“ [46].

Aus dem tiefen ehrfürchtigen Gefühl der Menschenwürde, die noch bei der Vorstellung des Leichnams eines hingerichteten Verbrechers gespürt wird, aus dem christlichen Bewußtsein der Gottesebenbildlichkeit leitet sich dieses Urteil eines wissenschaftlich gebildeten und aufgeklärten Arztes ab. Er hat sich einige Jahre nach dieser Stellungnahme „Über die moralische Wirksamkeit des Arztes“ [47] geäußert, also über die sittliche Grundlage des Arzttums, und so ist von hier aus seine Stellung zur Frage des obigen Experiments zu verstehen:

> „Es giebt, nach meiner Meinung, nur ein P r i n z i p , woraus dieser höhere Teil seines Berufes hervorgehen muß, nämlich das Prinzip, welches allein

den Menschen mit sich, mit anderen, und mit der Welt aussöhnt — — und welches nie durch etwas Irdisches erschüttert werden kann, und dieses ist — das Prinzip der Religiosität . . ."

Wie stark er auf diesem christlichen Boden wurzelte, geht aus einer wohl kaum bekannten Tatsache hervor, daß er, der große Elektiker auch ein Verkünder christlicher Lebensweisheit *J. C. Lavaters* war. Nach dessen Tode im Jahre 1801 war *Hufeland* bemüht, eine Sammlung teils gedruckter, teils ungedruckter Worte dieses Propheten christlicher Lebensethik zusammenzustellen und der Öffentlichkeit zu übergeben, unter dem Titel „Worte des Herzens" von *J. C. Lavater.* Für Freunde der Liebe und des Glaubens. Herausgegeben von *Chr. W. Hufeland* [48]. Das Vorwort dieser kleinen Sammlung beschließt er mit dem Wunsche, auch hier in die Breite zu wirken:

„Möge sie nun den Segen über Tausende verbreiten, den sie bis jetzt im Stillen und im Einzelnen gewirkt hat."

Auch diese Auswahlsammlung hat großen Beifall gefunden, und noch 30 Jahre nach *Hufelands* Tode ist die 19. Aufl. erschienen. Der Ertrag dieser Veröffentlichung wurde durch Hufeland für die Wadzeck-Anstalt in Berlin bestimmt, die der Fürsorge und Erziehung von Waisenkindern diente.

Es lagen vor der Gründung der Berliner Universität neue und große Aufgaben vor ihm. Er wurde Professor der speziellen Pathologie und Therapie und erhielt die Leitung der neugegründeten Poliklinik. Er empfand es stark, daß ein neuer Hauptabschnitt seines Lebens begonnen hatte, gewidmet „dem königlichen Hause, dem Lehramt, der Wissenschaft, der klinischen und konsultatorischen Praxis". Er war der erste Dekan der Medizinischen Fakultät, und seine wissenschaftliche Ernte erstreckt sich auf fast alle Gebiete klinischer Arbeit. So wie er sich dem Mesmerismus entgegenstellte, so stand er auch dem Unwesen der romantischen Medizin, dem Brownianismus [49, 50, 51], ablehnend gegenüber; er war wohl in Deutschland der erste, der gegen dieses naturwissenschaftlich unhaltbare System seine Stimme erhob und sich dadurch zunächst bei dem Romantikerkreis in Jena, schließlich aber weithin „viel Kummer und Verdruß zuzog". Das „reine Festhalten an Natur und Erfahrung" haben ihn, den Schüler der Georgia Augusta und *Lichtenbergs* im besonderen vor solchen romantischen Entgleisungen medizinischer Art bewahrt. Sein „Journal der praktischen Arzneykunde und Wundarzneykunde", das er 1795 gründete und bis zu seinem Tode fortführte, ist Generationen von Ärzten in Deutschland das entscheidende Fortbildungsblatt gewesen, und noch nach seinem Tode wurde es bis 1844 fortgeführt. Seine „Pathologie" [52], sein „System der praktischen Heilkunde" [53], „Materia medica", eine „Armenpharmacopoe" [54] und vor allem die sehr ausführlichen „Jährlichen klinischen Berichte" mit ihrem statistischen und kasuistischen Material zeigen die Vielseitigkeit dieses Klinikers und seinen bewunderungswürdigen Fleiß, denn neben diesen sehr zahlreichen literarischen Arbeiten füllten Vorlesungstätigkeit, Ministerialgeschäfte und Konsilien dieses Leben aus. Im 74. Lebensjahre erlöste der Tod den nahezu Erblindeten von seinem mit großer Gelassenheit getragenen Leiden.

In heutigen Zeitläuften könnte es bei Rückblick auf das Leben eines solchen Arztes erstaunen, bei ihm eine fast nahtlose Verbindung der rational-aufklärerischen Seite einerseits und der ganz festen Verwurzelung im Christentum andererseits festzustellen. Aber dieses Fundament christlicher Ethik war in jenen Generationen auch des Aufklärungszeitalters noch ganz natürlich und stark. Man vergißt allzu leicht, daß *John Locke* liberal-paulinischer Christ war und einen umfangreichen Kommentar zu den Paulusbriefen [55] geschrieben hat, in dem er die Bibel gleichsam als Botschaft der Vernunft auffaßt. *Hufelands* ärztliches Ethos ruht wie sein ganzes Leben fest auf dem Fundament des Christentums, und es klingt wie eine Konfession, wenn er zu den Ärzten seiner Zeit von dem Prinzip der Religiosität [47] spricht, von dem aus der Arzt wirken solle:

> „Aber nur glaube man nicht, daß hier von einem Wissen die Rede ist, sondern von einem Seyn. Man muß es selbst seyn — durchdrungen in seinem innersten Wesen von jenem höheren göttlichen Leben, dann bedarf es keiner Vorbereitungen und keiner Rednerkünste, denn es bleibt ewig wahr: was vom Herzen kommt, das allein geht zu Herzen, und was aus göttlichem Impuls kommt, das weckt auch das Göttliche."

Erinnert man sich jetzt wieder der *Goethe*schen Anweisung, so wird man zu bewundern haben, wie *Hufeland,* ganz ein Kind seiner Zeit, ärztliche und allgemein-menschliche Aufgaben in einer erinnerungswürdigen Weise gelöst und sich selbst in einer ihm höchst eigenen Form bewährt hat.

LITERATUR

[1] *Goethe,* W. A. IV, 44, 260.

[2] *Locke, J.* Essai concerning human understanding. 17. Ed. London 1775.

[3] *Kant, I.* Ges. Schriften. Ausg. d. Kgl. Preuß. Akademie d. Wissensch. 8. Bd. 1923.

[4] *Brednow, W.* Umschau 26. 1937.

[5] *Brednow, W.* Med. Welt 26. 1937.

[6] *Brednow, W.* Jena und Göttingen. G. Fischer/Jena. 1949.

[7] *Hufeland, Chr. W.* Selbstbiographie. (W. v. Brunn) 1937.

[8] *Hufeland, Chr. W.* De usu vis electricae. 1783.

[9] *v. Haller, A.* De partibus corporis humani sensibilibus et irritabilibus. 1752.

[10] *Hufeland. Chr. W.* Mesmer und sein Magnetismus. Dt. Merkur 1784.

[11] *Hufeland, Chr. W.* Über die merkwürdigen Bewegungen des Hedysarum gyrans. Voigts physikal. Magazin. 1790.

[12] *Brinkmann, J. P.* Beweis der Möglichkeit, daß einige Leute lebendig können begraben werden. Düsseldorf 1772.

[13] *Frank, J. P.* Medizinische Polizey 1780–84.

[14] *Laennec, R.* De l'auscultation médiate. Paris 1893.

[15] Thür. Landeshauptarchiv Weimar. Geheimde Canzley Acta B 7655. 1790.

[16] Thür. Landeshauptarchiv Weimar. B 3918. 1790, 1793, 1794, 1795.

[17] *Hufeland, Chr. W.* Kl. Medizin. Schriften Berlin 1822. VIII. Über die Ungewißheit des Todes . . . 1792.

[18] *Mamlock, G. L.* Friedrich d. Gr. u. d. Einführung d. Impfung. Ärztl. Sachverständ. Ztg. 10. 2. 1904.

[19] *Hufeland. Chr. W.* Dt. Merkur 1786.

[20] *Hufeland. Chr. W.* J. d. Luxus u. d. Moden 1788.

[21] *Hufeland. Chr. W.* J. d. Luxus u. d. Moden 1789.

[22] *Lichtenberg. G. Chr.* Kröner 1931.

[23] *Hufeland. Chr. W.* Ein Wort an m. zukünftigen Hörer. 1793.

[24] *Hufeland. Chr. W.* Die Kunst, das menschliche Leben zu verlängern. Jena 1796.

[25] *Hufeland, Chr. W.* und *Kant, I.* Briefwechsel über die „Macht des Gemüts" 1796/98. Heidelberg 1924.

[26] *Faust, B. C.* Gesundheits-Katechismus. Bückeburg 1794.

[27] *Darwin, E.* Plan for the Conduct of female Education. 1797.
[28] *Darwin, W.* und *Hufeland, Chr. W.* Leipzig 1822.
[29] *Platon,* Phaidros. 270 A – 271 B.
[30] *Polenz, M.* Hippokrates. Berlin 1938.
[31] *Goethe, W. A.* 28. Bd. 339.
[32] *Goethe, W. A.* IV, 10, 328.
[33] *Goethe, W. A.* IV, 10, 361.
[34] *Goethe, W. A.* 34. 2. 149.
[35] *Goethe, W. A.* IV, 11, 122.
[36] *Goethe, W. A.* 23, 125.
[37] *Wieland, Chr. W.* Werke. Bibliogr. Institut Leipzig 4. Bd. 262 ff.
[38] *Wielands* N. T. Merkur 8. Stück. Aug. 1795. S. 337.
[39] *Wielands* N. T. Merkur 10. Stück. Okt. 1795. S. 138.
[40] *Wielands* N. T. Merkur 1. Stück. Jan. 1796. S. 76.
[41] *Hufeland, Chr. W.* Enchiridion medicum. Berlin. 4. Aufl. 1838.
[42] J. d. prakt. Heilkunde Bd. XVII. 1803.
[43] Berlinische Nachr. v. Staats.- u. gelehrten Sachen 9. 1803.
[44] *Wendt, J.* Über die Wahrscheinlichkeit d. Fortdauer d. Bewußtseins . . . Breslau 1803.
[45] *Kelch, W. G.* Über die Wirkungen d. galvan. Elektrizität. Königsberg 1803.
[46] *Hufeland, Chr. W.* Kl. Medizin. Schriften. Berlin 1825. 3. Bd.
[47] *Hufeland, Chr. W.* J. d. prakt. Heilkunde. XXVIII Bd. 2. Stck. 1809.
[48] *Lavater, J. C.* Worte des Herzens, herausgeg. v. Hufeland. 19. Aufl. 1865.
[49] *Hufeland, Chr. W.* Allg. Lit. Ztg. 1795. Nr. 274/75.
[50] *Hufeland, Chr. W.* Bemerkungen über die Brownsche Praxis. Tübingen 1799.
[51] *Hufeland, Chr. W.* Kl. med. Schriften. Berlin 1823. 2. Bd.
[52] *Hufeland, Chr. W.* Pathologie. Jena 1795.
[53] *Hufeland, Chr. W.* System d. prakt. Heilkunde. Berlin 1800–1805.
[54] *Hufeland, Chr. W.* Armenpharmacopoe. Berlin 1810.
[55] *Locke, J.* St. Pauli Briefe. 2 Bde. Frankfurt/M. (Hofmann) 1769.

Fortsetzung von der 2. Umschlagseite

Band 100

Heft 1 Prof. Dr. HEINRICH BRANDT, Über Stammfaktoren bei ternären quadratischen Formen 24 Seiten – 8° – 1952 – DM 2,25

Heft 2 Dr. PAUL GÜNTHER, Zur Gültigkeit des Huygens'schen Prinzips bei partiellen Differentialgleichungen vom normalen hyperbolischen Typus. 43 S. – 8° – 1952 – DM 5,–

Heft 3 Dr. ALFRED MÜLLER, Die Schaubarkeit in der Axonometrie 22 Seiten – 3 Falttafeln – 8° – 1952 – DM 3,–

Heft 4 Prof. Dr.-Ing. ENNO HEIDEBROEK, Die Beziehungen zwischen Härte, Schmierung und Verschleißfestigkeit. Nachdruck – 40 S. – 10 Abbildungen – 8° – 1954 – DM 3,40

Heft 5 Prof. Dr. ROBERT SCHRÖDER, Frauenheilkunde in Forschung und Praxis 22 Seiten – 8° – 1952 – DM 1,35

Heft 6 Dr. ROLF REISSIG, Die pandiagonalen Quadrate vierter Ordnung 54 Seiten – 8° – 1952 – DM 5,–

Heft 7 Prof. Dr. MAX ROBITZSCH, Die Erforschung der Atmosphäre, ihre Methodik und ihre Probleme. 30 S. – 12 Abbildungen – 4 Kunstdrucktafeln – 8° – 1953 – DM 2,50

Band 101

Heft 1 Prof. Dr. KURT SCHWABE, Periodische Erscheinungen bei der anodischen Auflösung des Zinks 33 Seiten – 14 Abbildungen – 8° – 1954 – DM 3,–

Heft 2 Dr. UDO PIRL, Positive Lösungen einer nichtlinearen Integralgleichung 44 Seiten – 2 Abbildungen – 8° – 1953 – DM 4,–

Heft 3 Dr. JOACHIM FOCKE, Asymptotische Entwicklungen mittels der Methode der stationären Phase 2. unveränderte Auflage – 48 Seiten – 8° – 1957 – DM 4,80 *(vergriffen)*

Heft 4 Prof. Dr. HANS SALIÉ, Zur Verteilung natürlicher Zahlen auf elementfremde Klassen 26 Seiten – 8° – 1954 – DM 2,50

Heft 5 Prof. Dr.-Ing. ENNO HEIDEBROEK, Die Verantwortlichkeit des Ingenieurs 22 Seiten – 8° – 1954 – DM 1,–

Heft 6 Prof. Dr. HANS SCHUBERT / Dr. ERICH SCHINCKE, Zur Ermittlung von Unterschallströmungen mit der Transformationsmethode bei quadratischer Approximation der Adiabate 32 Seiten – 6 Abbildungen – 2 Tabellen – 8° – 1955 – DM 2,30

Heft 7 Dr. HELMUT SCHAEFER, Neue Existenzsätze in der Theorie nichtlinearer Integralgleichungen 40 Seiten – 8° – 1955 – DM 2,40

Band 102

Heft 1 Dr. PAUL GÜNTHER, Über einige spezielle Probleme aus der Theorie der linearen partiellen Differentialgleichungen zweiter Ordnung. 50 S. – 8° – 1957 – DM 4,60 *(vergriffen)*

Heft 2 Prof. Dr. HANS SCHUBERT / Dr. ERICH SCHINCKE, Zum Konturproblem der Hodographenmethode im Unterschall 25 Seiten – 8° – 1957 – DM 2,20

Heft 3 Prof. Dr. FRANZ RUNGE, Über die Polymerisation ungesättigter organischer Verbindungen 13 Seiten – 1 Tabelle – 8° – 1957 – DM 1,–

Heft 4 Dr. VICTOR VÂLCOVICI, Une extension des liaisons non holonomes et des principes variationnels 39 Seiten – 8° – 1958 – DM 2,40

Heft 5 Dr. ROLF KLÖTZLER, Beiträge zur Theorie mehrdimensionaler Variationsprobleme mit geknickten Extremalen 72 Seiten – 8° – 1958 – DM 4,30

Heft 6 Prof. Dr. PAULA HERTWIG, Strahlenschäden und Strahlenschutz im zellulären Bereich 43 Seiten – 14 Abbildungen – 4 Tafeln – 6 Tabellen – 8° – 1957 – DM 2,–

Heft 7 Prof. Dr. WILHELM TREIBS, Entwicklungslinien der organischen Chemie 25 Seiten – 8° – 1957 – DM 1,40

Band 103

Heft 1 Prof. Dr. GEORG SPACKELER, Über die Möglichkeit einer Lieferung von Magnesiumsulfat als Düngemittel seitens des Kalibergbaus der Deutschen Demokratischen Republik
Prof. Dr. ANTON ARLAND, Magnesium im Landbau
38 Seiten – 1 Abbildung – 2 Landkarten – 8° – 1958 – DM 1,90

FSC
www.fsc.org
MIX
Papier | Fördert gute Waldnutzung
FSC® C083411

Kolibri 360 GmbH
Ferdinand-Jühlke-Straße 7
99095 Erfurt, Deutschland
produktsicherheit@kolibri360.de